AF452936

DÉTERMINATION PRATIQUE

DE LA

RÉFRACTION OCULAIRE

PAR LA

KÉRATOSCOPIE ou SKIASCOPIE

APPLICATION A L'EXAMEN DES CONSCRITS

PAR LE

Dʀ BILLOT

MÉDECIN MAJOR DE PREMIÈRE CLASSE

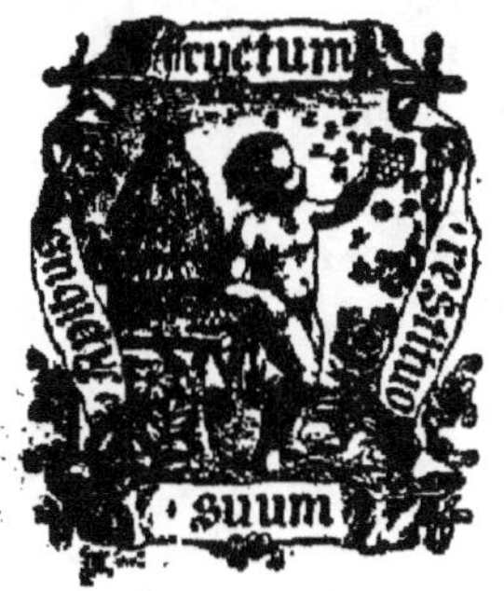

PARIS

SOCIÉTÉ D'ÉDITIONS SCIENTIFIQUES

PLACE DE L'ÉCOLE-DE-MÉDECINE

4, RUE ANTOINE-DUBOIS, 4

—

1893

DÉTERMINATION PRATIQUE

DE LA

RÉFRACTION OCULAIRE

PAR LA

KÉRATOSCOPIE ou SKIASCOPIE

APPLICATION A L'EXAMEN DES CONSCRITS

PETITE ENCYCLOPÉDIE MÉDICALE

Collection de volumes in-18 raisin, cartonnés à l'anglaise à **3** francs

---

VOLUMES DÉJA PUBLIÉS

Hygiène de l'oreille, soins préventifs contre les affections auriculaires, avec 5 figures dans le texte, par le Dr MOUNIER.

L'Art d'administrer les Médicaments aux enfants, par le Dr Paul CORNET.

Abus de l'Hygiène et des Médicaments ou moyens antihygiéniques de se conserver la santé, **par le** Dr Jacques NATTUS.

Guide pratique pour le traitement des Maladies de l'oreille, par le Dr J. BARATOUX, avec figures dans le texte.

L'Hygiène et le traitement du Diabète, par le Dr MONIN.

Guide pratique pour le traitement des Névroses, par le Dr LAURENT.

Hygiène et salubrité de l'École ou Traité d'hygiène scolaire, par le Dr Raoul LAFFON.

Hygiène et traitement de l'Arthritisme, par le Dr Maxime LEJEUNE.

Hygiène des Fiancés, par le Dr Jacques NATTUS.

Hygiène et traitement des maladies du cœur, par les Drs REGNAULD et AZOULAY.

DÉTERMINATION PRATIQUE

DE LA

RÉFRACTION OCULAIRE

PAR LA

KÉRATOSCOPIE ou SKIASCOPIE

APPLICATION A L'EXAMEN DES CONSCRITS

PAR LE

Dr BILLOT

MÉDECIN MAJOR DE PREMIÈRE CLASSE

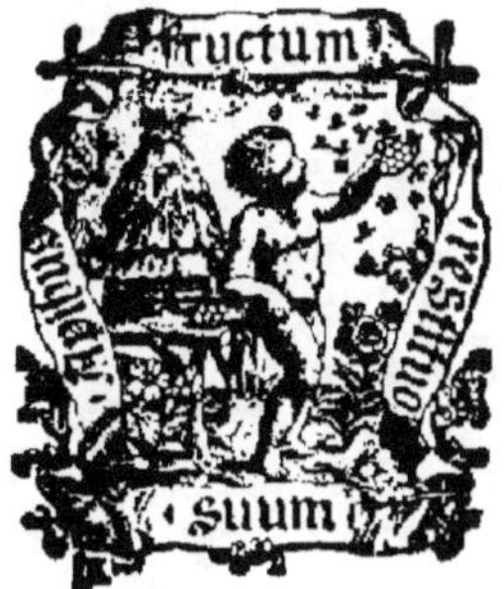

PARIS

SOCIÉTÉ D'ÉDITIONS SCIENTIFIQUES

PLACE DE L'ÉCOLE-DE-MÉDECINE

4, RUE ANTOINE-DUBOIS, 4

1893

INTRODUCTION

Nous n'avons point la prétention de
faire une œuvre de haute étude. Nous
voulons, au contraire, rester dans le do-
maine des faits, dans la pratique pure et
simple. Aussi ne trouvera-t-on point de
théorie dans ce travail tout de vulgarisa-
tion, écrit par un médecin militaire surtout pour ses camarades de l'armée. La
kératoscopie, comme on disait il y a
quelques années, la skiascopie, comme
on doit, à notre avis, dire aujourd'hui,

n'en est plus à faire ses preuves. C'est un procédé objectif simple, facile, à la portée de tout le monde, qui ne demande pas un long apprentissage, et qui, une fois connu, l'est pour toujours. Il n'exige pas, comme le procédé de l'image droite, par exemple, qu'on s'en occupe constamment sous peine de perdre de la précision dans les résultats obtenus. Bref, c'est, comme nous le répétons souvent, un procédé de manœuvre. Et, de même qu'un simple garçon de laboratoire fait en quelques séances avec le polarimètre des analyses de sucre d'une exactitude presque mathématique, parce qu'il n'a qu'à regarder pour faire son opération, de même le médecin, ou même n'importe quelle personne intelligente étrangère à la médecine, connaissant la skiascopie, pourra, en quelques séances, faire avec elle une détermination de réfraction avec une exactitude presque absolue. Comme pour le polarimètre, il suffit en effet de regarder. Ainsi que nous le dirons, voir l'ombre, voir dans quel sens elle marche, chercher le verre correcteur qui en fait changer le sens, voilà tout le secret de la méthode. C'est bien simple. et nous nous étonnons qu'un procédé si commode soit encore si peu répandu.

Nombreux pourtant sont les cas où les médecins de l'armée sont obligés de déterminer la réfraction. Qu'il s'agisse de jeunes soldats à incorporer, qu'il s'agisse d'hommes mauvais tireurs qui ont besoin de lunettes, qu'il s'agisse· surtout de conscrits à examiner devant le conseil de revision, nous devons nous prononcer en connaissance de cause. Or, si tous nous avons appris à déterminer la réfraction dans le courant de nos études, il est certain que tous nous n'avons pu entretenir et développer ce que nous avions appris. En admettant que leur goût spécial ait poussé un certain nombre d'entre nous

vers l'ophtalmologie, beaucoup, s'orien-
tant vers des études différentes, ont né-
gligé cette branche qu'il nous est si utile
de connaître. C'est à ceux-ci que nous
nous adressons, en leur recommandant,
pour leurs examens de la réfraction, le
procédé de la kératoscopie ou skiascopie.

Nous sommes fermement convaincu
que, s'ils veulent bien lire notre travail,
ils seront vite à même de se prononcer
sûrement dans tous les cas qu'ils rencontreront.

Dans une première partie, nous décri-
rons la kératoscopie ou skiascopie, en
nous plaçant seulement au point de vue

pratique, et en indiquant, avec de nombreux détails, comment elle doit être faite, et les résultats qu'elle donne.

Dans la seconde partie, nous appliquerons la skiascopie à l'examen de la réfraction des conscrits, et montrerons tout le parti que nous pouvons en tirer, au double point de vue de la sûreté des résultats et de la rapidité de l'examen, questions qui, on le sait, ne sont pas sans importance au moment des opérations du conseil de revision.

DÉTERMINATION PRATIQUE

DE LA

RÉFRACTION OCULAIRE

PAR LA

KÉRATOSCOPIE ou SKIASCOPIE

APPLICATION A L'EXAMEN DES CONSCRITS

PREMIÈRE PARTIE

Qu'est-ce que la kératoscopie ? Si l'on prend ce mot à la lettre, c'est l'examen de la cornée. Mais nous verrons que ce n'est pas tout à fait exact. Quelques mots d'historique à ce sujet.

Ce procédé d'examen est de date relativement récente, 1874. Il est dû au médecin principal Cuignet, médecin en chef, à cette époque. de l'Hôpital militaire de Lille. Cuignet, projetant avec le miroir concave de l'ophtalmoscope des rayons lumineux dans l'œil, avait observé que, dans le cas d'opacités de la cornée, ou encore de kératocône, il se produisait un jeu d'ombres et d'éclats de lumière autour de ces opacités, autour du kératocône. Examinant ensuite, de la même façon, des yeux dont la cornée était absolument saine, il avait retrouvé ces mêmes ombres, ces mêmes éclats lumineux, et, de leur direction, de leur déplacement par rapport aux mouvements de son miroir, il en avait conclu à la détermination de la réfraction. Cuignet opérait par mouvements giratoires de son miroir, c'est-à-dire par mouvements de rotation de son miroir autour de son centre comme axe.

Pour lui, ce jeu d'ombres et de lumière se passait dans la cornée, d'où le nom de kératoscopie qu'il donna à son procédé d'examen.

La kératoscopie ne fut pendant longtemps connue que de Cuignet et de ceux qui fréquentaient sa clinique à Lille.

En 1879, un de ses élèves, M. le Dr Mengin, médecin aide-major à cette époque, vint à Paris, et exposa le procédé de Cuignet à la clinique de M. le Dr Galézowski. Un de nos anciens camarades de l'armée, notre excellent ami le Dr Parent, séduit par ce nouveau procédé, en fit une étude complète, tant au point de vue pratique qu'au point de vue théorique. Il démontra que ce qu'il fallait examiner dans la kératoscopie, ce n'était pas tant le jeu de lumière que le jeu de l'ombre ; que les phénomènes observés, au point de vue de la réfraction, ne pouvaient se passer dans la cornée, laquelle est un milieu absolument transparent, mais se passaient dans le fond de l'œil lui-même, sur la rétine ; que, par conséquent, le nom de kératoscopie était impropre, et qu'il fallait dire rétinoscopie ou skiascopie. Il modifia le procédé giratoire de Cuignet en lui substituant le procédé des mouvements parallactiques, suivant les méridiens horizontal, vertical, ou des méridiens obliques, et fit en somme de la skiascopie, comme il l'appelle et comme nous l'appellerons avec lui, le procédé que l'on emploie aujourd'hui toujours sous le nom de kératoscopie.

Si donc le grand mérite de l'avoir découvert revient à Cuignet, le non moins grand mérite d'avoir perfectionné, transformé le procédé, et d'en avoir fait l'étude complète revient à Parent.

Notre intention, nous l'avons dit, dans cette étude, est de laisser absolument de côté toute théorie, et de ne donner que des faits pratiques. Nous ne consignerons que les résultats, sans entrer dans l'explication physique, dans le pourquoi de ces résultats, ce qui nous entraînerait trop loin. Nous renvoyons ceux que cette question intéresse aux différents articles publiés sur ce sujet.

Contentons-nous donc de définir la kératoscopie ou mieux la skiascopie : l'examen de la marche de l'ombre que l'on voit passer sur le fond de l'œil, éclairé par un miroir auquel on fait décrire des mouvements parallactiques.

C'est le sens de la marche de l'ombre par rapport aux mouvements du miroir qui constitue tout le secret de la méthode. Il suffit donc pour faire de la skiascopie :

1° De voir l'ombre ;

2° De voir dans quel sens marche cette ombre, par rapport aux mouvements du miroir.

Tout est là. C'est une question de vue, pour laquelle point n'est besoin d'un long apprentissage, point n'est besoin de longues études théoriques, point n'est besoin même d'avoir jamais vu un fond d'œil.

Or, comme le sens de cette marche de l'ombre diffère selon qu'on emploie un miroir concave ou un miroir plan, nous dirons d'abord que, dans tout ce qui va suivre, les résultats que nous indiquons sont ceux que l'on obtient avec le miroir concave de l'ophtalmoscope ordinaire. Avec le miroir plan, l'examen se ferait de la même façon, mais les résultats seraient absolument inverses de ceux obtenus avec le miroir concave.

COMMENT SE PRATIQUE LA KÉRATOSCOPIE OU SKIASCOPIE. — POSITION DU SUJET. — Il faut opérer dans une chambre noire, absolument comme pour l'examen à l'ophtalmoscope ordinaire. Mais l'observateur doit se placer à $1^m,20$ au moins du sujet à examiner. L'influence de cette distance n'est pas sans importance, et ce n'est pas sans motif que Parent l'a fixée à $1^m,20$.

Il existe, en effet, une *zone ou parcours de*

mauvaise observation pour l'observateur lorsqu'il se trouve placé très près du remotum de l'observé. Cette zone est de $0^m,04$ à $0^m,05$ en-deçà et de $0^m,04$ à $0^m,05$ au-delà du remotum [1].

[1] Nous rappelons que le *punctum remotum* ou *le remotum* d'un œil est le foyer conjugué de la rétine de cet œil. Il est, par conséquent, négatif pour l'œil hypermétrope, et situé en arrière de l'œil. Il est, pour l'œil emmétrope, situé à l'infini en avant de l'œil. Enfin, pour l'œil myope, il est positif, c'est-à-dire situé en avant de l'œil à une distance finie, et d'autant plus près de l'œil que la myopie est plus forte. Donc, quand on dit qu'une myopie est de 2, 3, 4 dioptries, cela veut dire que le remotum de l'œil myope est situé en avant de cet œil respectivement à $0^m,50$, $0^m,33$ ou $0^m,25$. Cela veut dire encore que les rayons lumineux sortant de cet œil myope viennent converger à $0^m,50$, $0,33$ ou $0^m,25$ en avant de cet œil, et sont, par conséquent, d'autant plus convergents que la myopie est plus forte.

En sens inverse pour l'œil hypermétrope, les rayons sortent en divergence d'autant plus grande que l'hypermétropie est plus forte En effet, le remotum de l'hypermétrope étant négatif, les rayons lumineux semblent partir de ce remotum, lequel, pour une hypermétropie de 2, 3, 4 dioptries, serait situé respectivement à $0^m.50$,

Quand l'observateur est à quelques centimètres au-delà du remotum de l'œil observé, il reçoit les rayons de l'image aérienne et renversée en divergence excessive. Quand il est à quelques centimètres en-deçà du remotum, il reçoit les rayons au moment où ils sont sur le point de former l'image, et, par conséquent, en convergence excessive. Par suite, dans les deux cas, l'image que reçoit l'observateur de la partie éclairée de la rétine de l'observé et de l'ombre qui la limite est extrêmement diffuse ; le phénomène de la marche de l'ombre et de la lumière est peu net : d'où difficulté,

$0^m,33$, $0^m,25$ en arrière de l'œil, et il est clair que, plus les rayons sembleront partir d'un point plus rapproché de l'œil, plus leur divergence sera grande.

Pour l'œil emmétrope dont le remotum est à l'infini, les rayons sortent en parallélisme.

hésitation et doute dans l'appréciation de la marche de l'ombre.

De plus, si le remotum de l'observé coïncide exactement avec le plan pupillaire de l'observateur, l'observateur ne voit plus rien, c'est-à-dire qu'il n'y a plus d'ombre, et la lueur oculaire de l'observé ne se déplace plus dans aucun sens, quel que soit le mouvement du miroir. C'est ce qu'on peut appeler le *point neutre* de l'observation dans la skiascopie (Parent), et ce point neutre coïncide toujours avec le plan du remotum positif de l'observé. Dans ce cas, il faut que l'observateur se recule à une dizaine de centimètres en arrière du remotum pour avoir une image nette.

Donc, en se plaçant à moins de $1^m,20$, à 1 mètre par exemple, comme quelques-uns l'indiquent, il peut y avoir, dans certains cas de myopie très légère, doute, hésitation pour l'appréciation de l'ombre. En se plaçant à plus de 1^m,20, les résultats de la skiascopie seraient les mêmes qu'à 1^m,20 ; mais il y aurait plus de difficulté pour l'éclairage du fond de l'œil, l'intensité de l'éclairage étant, comme on le sait, en raison inverse du carré de la distance.

Conclusion. — Le mieux est de se placer, comme le veut Parent, à 1^m,20 de l'œil observé. A cette distance, l'intensité de l'éclairage est largement suffisante.

DIRECTION DU REGARD DE L'ŒIL OBSERVÉ. — Comme pour l'examen ophtalmoscopique ordinaire, l'observateur doit faire regarder dans la direction de son oreille droite pour examiner l'œil droit, dans la direction de son oreille gauche, pour examiner l'œil gauche de l'observé, et lui recommander de regarder au loin, sans fixer, toujours comme pour l'examen ordinaire.

Mais il ne faut faire regarder ni trop à droite ni trop à gauche, car on s'exposerait à produire artificiellement un astigmatisme objectif dû à la courbure de la cornée. Le mieux est que la direction du regard de l'observé vienne raser, ou à peu près, l'oreille de l'observateur. Dans ces conditions, la partie du fond de l'œil que l'on éclaire est la partie comprise entre la macula et la papille.

Donc, faire regarder dans la direction de son oreille homonyme de l'œil observé, et recommander au sujet d'ouvrir largement les yeux, de ne pas fixer ; mais, au contraire, de laisser son regard vague, flou, comme on dit.

Du reste, au bout d'un moment, l'œil n'accommode plus, surtout si l'on opère dans une chambre assez grande, chambre de 5 mètres, par exemple.

ÉCLAIRAGE DU FOND DE L'ŒIL. — L'éclairage du fond de l'œil se fait très aisément avec le miroir de l'ophtalmoscope ordinaire, et il n'est pas besoin d'une longue pratique pour y arriver. Tout au plus, au début y a-t-il un peu de tâtonnement ; mais l'habitude est vite prise. Nous recommandons de fixer le miroir contre le rebord de l'arcade sourcilière, pour faciliter les mouvements parallactiques dont nous allons parler. Cette condition de fixation du miroir n'est pas sans importance pour la pratique de ces mouvements, surtout au début. Il faut, en effet, que la tête de l'observateur demeure absolument immobile, et que ce soit le miroir seul qui pivote autour de ses axes horizontal et vertical. En donnant au miroir un point d'appui fixe, ces mouvements s'obtiennent très facilement et restent bien indépendants de la position de la tête, laquelle, nous le répétons, doit rester immobile.

Skiascopie. — Ces conditions d'éloignement du sujet, de direction du regard, d'éclairage remplies, nous voyons le fond de l'œil éclairé, et allons faire la kératoscopie ou skiascopie.

Pour cela, la tête restant bien immobile, de la main droite qui tient verticalement le manche du miroir concave nous faisons mouvoir lentement ce miroir autour de son axe vertical de droite à gauche, puis de gauche à droite, pour examiner le méridien horizontal de l'œil observé. En opérant ces mouvements de rotation du miroir, nous voyons, dans le champ éclairé de la pupille, une ombre plus ou moins foncée se produire et ou bien suivre le mouvement du miroir, ou bien marcher en sens inverse du miroir.

Quand l'ombre suit les mouvements du miroir, c'est-à-dire se déplace dans le même sens que le miroir, autrement dit encore marche de gauche à droite, quand le miroir tourne de gauche à droite, ou bien marche de droite à gauche quand le miroir tourne de droite à gauche, on dit que l'ombre est de même sens que le miroir, ou plus simplement est de même sens.

Quand l'ombre se déplace en sens inverse des mouvements du miroir, autrement dit marche de gauche à droite quand le miroir tourne de droite à gauche, ou bien marche de droite à gauche quand le miroir tourne de gauche à droite, on dit que l'ombre est en sens inverse du miroir, ou plus simplement est en sens inverse.

La direction de la marche de l'ombre dans le méridien horizontal est ainsi connue, et nous avons l'habitude de l'écrire de la façon suivante :

Sans verre, H *en sens inverse* ou H *de même sens*, selon le résultat obtenu.

Le méridien horizontal de l'œil observé

connu, passons à l'examen du méridien vertical. Pour cela, la tête restant bien immobile, et le miroir étant fixé contre l'arcade sourcilière, faisons décrire à la main qui tient le manche du miroir un petit mouvement d'élévation en avant, puis un petit mouvement d'abaissement en arrière, ce qui produit pour le miroir deux mouvements de rotation, en haut d'abord, en bas ensuite, autour d'un axe horizontal passant par son bord fixé à l'arcade sourcilière, et examinons, dans ces mouvements, la marche de l'ombre dans le méridien vertical de l'œil observé.

Comme pour le méridien horizontal, nous voyons cette ombre ou bien se déplacer dans le même sens que le miroir, c'est-à-dire s'élever quand le miroir s'élève en faisant sa rotation en haut, et s'abaisser quand le miroir s'abaisse en faisant sa rotation en bas, ou bien se déplacer en sens inverse du miroir, c'est-à-dire s'abaisser quand le miroir s'élève en faisant sa rotation en haut, et s'élever quand le miroir s'abaisse en faisant sa rotation en bas.

Toujours comme pour le méridien horizontal, nous disons que l'ombre, dans le premier cas, est de même sens que le mouvement du miroir, ou, plus simplement, est de même sens ; et, dans le second cas, que l'ombre est en sens inverse du mouvement du miroir, ou, plus simplement, est en sens inverse, et nous écrivons pour le méridien vertical :

Sans verre, V de même sens, ou V *en sens inverse,* selon le résultat obtenu.

Nous avons ainsi, en un instant, en deux

coups de miroir, déterminé le sens de la marche de l'ombre dans les deux méridiens principaux, horizontal et vertical, de l'œil observé.

Il va sans dire que nous déterminerions tout aussi facilement le sens de la marche de l'ombre dans tous les autres méridiens obliques.

Il ne reste plus maintenant qu'à exprimer en langage ordinaire ce que nous avons vu, c'est-à-dire le résultat de notre épreuve skiascopique.

Or, le sens de la marche de l'ombre nous a donné, sans que nous nous en doutions, la réfraction des méridiens observés. Il résulte, en effet, de l'expérience, et la théorie confirme que, avec le miroir concave :

1° Chaque fois que sans verre correcteur, dans un méridien quel qu'il soit, horizontal, vertical ou oblique, l'ombre est de même sens, c'est-à-dire marche de même sens que le miroir, ce méridien est myope;

2° Chaque fois que sans verre correcteur, dans un méridien quel qu'il soit, horizontal, vertical ou oblique, l'ombre est en sens inverse, c'est-à-dire marche en sens inverse des mouvements du miroir, ce méridien est emmétrope ou hypermétrope [1].

Pour différencier ces deux états, emmétro-

1 La théorie, dans ce cas, dit emmétropie ou très légère myopie, ou hypermétropie. Dans la pratique, nous pensons qu'il faut négliger la myopie et dire seulement : Emmétropie ou hypermétropie, car, dans l'épreuve qui va suivre, avec + 1 diop., une myopie de o d. 50 serait décelée. Aussi dirons-nous seulement : Sans verre, ombre en sens inverse = Emmétropie ou hypermétropie.

pie et hypermétropie, l'expérience nous a appris, et la théorie confirme, qu'il suffit de mettre devant l'œil examiné un verre correcteur de $+$ 1 dioptrie, et de voir ce que donne la skiascopie avec ce verre $+$ 1 d, en opérant de nouveau comme nous venons de le faire sans verre. Nous mettons donc devant l'œil observé, dans une lunette d'essai, un verre de $+$ 1 d.

Si nous n'avons pas de boîte de verres à notre disposition, nous pouvons employer le disque optométrique de Perrin, que le sujet tient à la main, et présentons devant son œil le verre $+$ 1 d. Ce disque existe dans toutes les infirmeries régimentaires et dans tous les bureaux de recrutement. Il suffit amplement à tous les besoins de la skiascopie, du moins ceux qui nous importent à nous, médecins militaires.

Parent, puis plus récemment le Dr Antonelli et le Dr Bitzos ont également fait construire chacun une règle plate portant une échelle de verres positifs et négatifs, que le sujet tient à la main, et lève ou baisse à volonté devant son œil, de façon à présenter un numéro plus ou moins fort, jusqu'à ce qu'on arrive à la correction. Ces règles abrègent beaucoup la durée des épreuves skiascopiques, en ce qu'elles évitent l'ennui d'avoir à changer constamment de verres, comme nous le verrons plus loin, et la perte de temps qui en résulte [1].

[1] On trouvera ces règles chez MM. Choquart et Peuchot, 31, quai des Grands-Augustins.

Revenons à notre sujet. Nous mettons donc devant l'œil observé un verre de $+ 1\,d$, et, faisant une nouvelle épreuve skiascopique, examinons de nouveau le sens de l'ombre à travers le verre $+ 1\,d$.

Trois cas se présentent :

1° L'ombre, qui sans verre était en sens inverse dans les deux méridiens vertical et horizontal V et H, est devenue avec $+ 1\,d$ de même sens dans les deux méridiens. Nous en concluons que les deux méridiens V et H sont tous deux emmétropes ;

2° L'ombre, qui sans verre était en sens inverse dans les deux méridiens V et H, reste encore en sens inverse avec $+ 1\,d$. Nous en concluons que les deux méridiens V et H sont tous deux sûrement hypermétropes ;

3° L'ombre, qui sans verre était en sens inverse dans les deux méridiens V et H, est avec $+ 1\,d$ devenue de même sens dans le méridien H, par exemple, et est restée en sens inverse dans le méridien V. Nous en concluons que le méridien horizontal H est emmétrope, et que le méridien vertical V est hypermétrope ; d'où astigmatisme hypermétropique simple du méridien vertical.

En résumé, avec le miroir concave :

Sans verre. l'ombre est de même sens = Myopie ;
Sans verre, l'ombre est en sens inverse = Emmétropie ou hypermétropie ;
Mais avec $+ 1\,d$ dans ce cas, l'ombre devient de même sens = Emmétropie ;
Avec $+ 1\,d$ l'ombre reste encore en sens inverse = Hypermétropie.

Le tableau suivant résume tous les résultats tels que nous avons l'habitude de les

écrire ; V et H indiquent les méridiens vertical et horizontal ; de même sens veut dire
ombre marchant de même sens que le miroir ; en sens inverse veut dire ombre marchant
en sens inverse du miroir.

Sans verre $\left.\begin{array}{c} V \\ H \end{array}\right\}$ de même sens.   Myopie.

Sans verre $\left.\begin{array}{c} V \\ H \end{array}\right\}$ en sens inverse. $\left\{\begin{array}{c} \text{Emmétropie} \\ \text{ou} \\ \text{hypermétropie.} \end{array}\right.$

Pour différencier l'emmétropie de l'hypermétropie, nous mettons $+$ 1 d, alors :

Avec $+$ 1 d $\left.\begin{array}{c} V \\ H \end{array}\right\}$ de même sens.   Emmétropie.

Avec $+$ 1 d $\left.\begin{array}{c} V \\ H \end{array}\right\}$ encore en sens inv.   Hypermétropie.

Une seule épreuve sans verre suffit donc pour reconnaître la myopie. Deux épreuves sont nécessaires pour reconnaître l'emmétropie et la différencier de l'hypermétropie, l'une sans verre, la seconde avec le verre sphérique $+ 1d$.

Nous savons maintenant que l'œil observé est emmétrope, myope ou hypermétrope, soit dans les deux méridiens principaux, soit dans un de ces méridiens, soit dans des méridiens obliques.

Nous avons fait ainsi une analyse qualitative de la réfraction de cet œil. Si nous voulons maintenant savoir le nombre de dioptries de l'amétropie, faire l'analyse quantitative de la réfraction, rien n'est plus simple.

Nous n'avons qu'à faire passer successivement devant l'œil des verres correcteurs sphériques, concaves en cas de myopie, convexes en cas d'hypermétropie de plus en plus forts. Nous ferons avec chaque verre la skiascopie, et nous nous arrêterons à celui qui, le premier, fait changer le sens de l'ombre pour chaque méridien. En pratique, c'est ce verre correcteur qui exprime l'amétropie en dioptries exactement pour la myopie, mais avec une différence de — $1\,d$ pour l'hypermétropie (Parent), car il faut retrancher 1 dioptrie, laquelle a servi à transformer l'hypermétropie primitive en une myopie de — $1\,d$. Le verre correcteur de l'hypermétropie est donc trop fort de 1 dioptrie.

Nous déterminerons ainsi non seulement le degré de l'amétropie simple, s'il n'y a que de la myopie ou de l'hypermétropie dans les méridiens principaux, mais encore le degré et la nature de l'astigmatisme, soit qu'un seul méridien soit amétrope, astigmatisme simple, soit que les méridiens principaux n'aient pas le même degré d'amétropie, astigmatisme composé, soit enfin qu'il s'agisse d'astigmatisme mixte, c'est-à-dire qu'un méridien soit myope, et l'autre hypermétrope ; et cette détermination se fait avec une approximation de o d.25.

Les exemples suivants feront, nous l'espérons, clairement comprendre combien cette détermination est aisée.

Premier Exemple. — Myopie simple

Sans verre, l'ombre de V et de H est de même sens : c'est qu'il y a myopie dans ces deux méridiens. Nous faisons passer devant l'œil un verre sphérique de — 1 *d*, et regardons ce que devient la marche de l'ombre.

Avec — 1 *d*, l'ombre de V et de H est encore de même sens : c'est que la myopie est de plus de 1 dioptrie. Nous faisons alors passer devant l'œil — 1 *d*. 25.

Avec — 1 *d*. 25, l'ombre de V et de H est encore de même sens : Myopie toujours. Nous continuons la série des verres correcteurs en faisant passer devant l'œil successivement — 1 *d*. 50, puis — 1 *d*. 75, puis — 2 *d*. en faisant avec chacun de ces verres la skiascopie, et c'est seulement avec — 2d que l'ombre marche en sens inverse dans les deux méridiens V et H. Nous en concluons que la myopie est de 2 dioptries pour les deux méridiens. Nous avons donc affaire à une myopie simple de 2 dioptries, et nous l'avons déterminée à 0d. 25 près, car avec le verre — 1d. 75 l'ombre était encore de même sens, ce qui prouve que la myopie n'était pas encore corrigée.

Nous écrivons alors :

$$\text{Sans verre} \quad \left.\begin{array}{c} V \\ \\ H \end{array}\right\} \text{ de même sens.}$$

$$\text{Avec} - 2 \quad \left.\begin{array}{c} V \\ \\ H \end{array}\right\} \text{ en sens inverse.}$$

Inutile d'ajouter que, si, au lieu du verre

— 2 *d*, il nous avait fallu pousser jusqu'au verre — 5 *d* pour avoir le changement dans le sens de l'ombre, nous dirions : Myopie de 5 dioptries. De même, nous dirions myopie simple de 10 dioptries, si c'était le verre — 10 *d* qui le premier eût fait changer le sens de la marche de l'ombre dans les deux méridiens.

Deuxième exemple. — Hypermétropie simple

Sans verre, l'ombre de V et de H est en sens inverse : c'est qu'il y a emmétropie ou hypermétropie. Nous faisons alors passer devant l'œil le verre sphérique $+$ 1 *d* et renouvelons la skiascopie.

Avec $+$ 1 *d*, l'ombre de V et de H est encore

en sens inverse : c'est que ces deux méridiens sont sûrement hypermétropes. Nous faisons passer $+$ 1 *d.* 25.

Avec $+$ 1 *d.* 25, l'ombre de V et de H est toujours en sens inverse : c'est que l'hypermétropie est supérieure à 1 *d.* 25. Nous faisons passer successivement $+$ 1,50, $+$ 1,75, $+$ 2, $+$ 2,25, $+$ 2,50 $+$ 2,75 $+$ 3 *d.* et c'est le verre $+$ 3 *d* avec lequel l'ombre dans les deux méridiens V et H est devenue de même sens. Nous en concluons en retranchant 1 dioptrie : hypermétropie simple de 2 dioptries, déterminée également à 0,25 près, car avec le verre $+$ 2,75, l'ombre dans les deux méridiens était encore en sens inverse.

Nous écrivons :

Sans verre V / H — en sens inverse.

Avec + 1 d V / H — en sens inverse.

Avec + 3 d V / H — de même sens.

Troisième exemple. — Astigmatisme myopique composé

Sans verre, l'ombre de V et de H est de même sens, donc : myopie de ces deux méridiens. Nous faisons, comme pour la myopie simple, passer devant l'œil la série des verres négatifs en faisant avec chacun d'eux une épreuve skiascopique, et nous trouvons qu'avec le verre — $2d$, l'ombre de V, par exemple, devient en sens inverse, tandis qu'avec ce même verre — $2d$, l'ombre de H est encore de même sens. Nous en concluons que le méridien vertical V est corrigé et n'est myope que de 2 dioptries, tandis que la myopie du méridien horizontal H est supérieure à 2 dioptries, puisque le verre — $2d$ n'a pas encore produit le changement de sens de l'ombre dans ce méridien. Pour obtenir sa correction, nous continuons à faire passer la série des verres — 2,25, — 2,50 — 2,75, — 3 d. Avec tous ces verres, l'ombre de V demeure toujours en sens inverse, puisqu'elle l'était déjà avec $2d$; mais l'ombre de H reste encore de même sens, et il nous faut arriver au verre de — 5 dioptries pour que l'ombre de H devienne en sens inverse, c'est-à-dire pour avoir la correction du méridien H.

Nous écrivons :

$$\text{Sans verre} \quad \left.\begin{array}{l} V \\ \\ H \end{array}\right\} \text{de même sens.}$$

$$\text{Avec} - 2\,d \quad \left\{\begin{array}{l} V \text{ en sens inverse.} \\ \\ H \text{ de même sens.} \end{array}\right.$$

$$\text{Avec} - 5\,d \quad\quad H \text{ en sens inverse.}$$

Ce qui veut dire que le méridien vertical V est myope de $2\,d$, et que le méridien horizontal H est myope de 5 dioptries. Nous avons donc affaire à un astigmatisme myopique composé, et la valeur même de cet astigmatisme est déterminée : elle est de 3 dioptries.

Quatrième exemple. — Astigmatisme myopique simple

Sans verre, l'ombre de V est de même sens :

myopie. Celle de H est en sens inverse : emmétropie ou hypermétropie.

Nous mettons devant l'œil le verre $+$ 1 d pour déterminer le méridien horizontal, et voyons que, avec $+$ 1 d, l'ombre de H marche maintenant de même sens. Cela signifie que ce méridien H est emmétrope.

Cette simple opération avec $+$ 1 d nous a donc déjà donné comme résultat : astigmatisme myopique simple du méridien vertical V.

Si nous voulons en déterminer la quantité, nous n'avons qu'à faire passer devant l'œil la *série des verres négatifs, comme précédemment*, et nous nous arrêterons au premier verre *avec lequel l'ombre de V deviendra en sens* inverse, soit le verre — 2 d. 50, par exemple :

Nous écrivons :

$$\text{Sans verre} \quad \left\{ \begin{array}{l} \text{V de même sens.} \\[1ex] \text{H en sens inverse.} \end{array} \right.$$

Avec $+$ 1 d H de même sens.

Avec $-$ 2 d 50   V en sens inverse.

Et nous disons : astigmatisme myopique simple de 2 d. 50 du méridien vertical.

Cinquième exemple. — Astigmatisme hypermétropique composé

Sans verre, l'ombre de V et de H est en sens inverse. Avec $+$ 1 d, pas de changement, l'ombre est toujours en sens inverse ; donc : hypermétropie dans les deux méridiens. Nous faisons passer successivement devant l'œil la

série des verres positifs, et trouvons que, avec
$+$ 3 d, l'ombre de V est toujours en sens
inverse ; mais celle de H est maintenant de
même sens. Cela veut dire que l'hypermétropie de H est de 3 dioptries moins 1 dioptrie, soit de 2 dioptries.

Nous continuons à faire passer des verres
positifs plus forts pour corriger le méridien V,
et trouvons qu'il faut $+$ 4 d pour que l'ombre
de V devienne de même sens. Son hypermétropie est donc de 4 — 1 ou 3 dioptries.

Nous écrivons :

$$\text{Sans verre}\ \left.\begin{array}{c} V \\ H \end{array}\right\}\ \text{en sens inverse.}$$

$$\text{Avec}\ +\ 1\ d\ \left.\begin{array}{c} V \\ H \end{array}\right\}\ \text{en sens inverse.}$$

Avec $+ 3\,d$ V en sens inverse.

H de même sens.

Avec $+ 4\,d$ V de même sens.

Et nous disons : astigmatisme hypermétropique composé. L'hypermétropie du méridien horizontal est de 2 dioptries ; celle du méridien vertical de 3 dioptries : l'astigmatisme est donc de 1 dioptrie.

**Sixième exemple. — Astigmatisme
hypermétropique simple**

Sans verre, l'ombre de V et de H est en sens inverse. Avec $+ 1\,d$, l'ombre de l'un de ces méridiens, H par exemple, est de même sens, tandis que celle de V est toujours en sens inverse. C'est que le méridien horizon-

tal H est emmétrope, et le méridien vertical V hypermétrope. Nous savons donc déjà
qu'il s'agit d'un astigmatisme hypermétropique simple.

Pour le mesurer, nous faisons passer la
série des verres positifs, et trouvons que c'est
le verre $+$ 3 d qui change le sens de la
marche de l'ombre ; avec $+$ 2 d. 75 l'ombre de
V est encore en sens inverse, tandis qu'elle
devient de même sens avec $+$ 3 d ; l'hypermétropie de V est donc de 2 dioptries.

Nous écrivons :

Sans verre   V, H   en sens inverse.

Avec $+$ 1 d V en sens inverse. H de même sens.

Avec $+$ 3 d V de même sens.

Et nous disons : astigmatisme hypermétropique simple de 2 dioptries du méridien vertical.

Septième exemple. — Astigmatisme mixte

Sans verre, l'ombre de V est de même sens ; mais l'ombre de H est en sens inverse : c'est que le méridien V est myope, et que le méridien H est emmétrope ou hypermétrope, ce que nous déterminerons en faisant passer le verre $+$ 1 d.

Avec $+$ 1 d, H est toujours en sens inverse, c'est qu'il est hypermétrope, et, s'il nous faut $+$ 2 dioptries pour que l'ombre de H devienne de même sens, c'est que cette hypermétropie de H est de 2 — 1 ou 1 dioptrie.

Reste le méridien vertical V dont nous déterminerons la myopie en faisant passer successivement devant l'œil la série des verres concaves jusqu'à ce que l'un d'eux ait fait changer le sens de la marche de l'ombre de V : Supposons que ce soit le verre — 3 d avec lequel l'ombre de V devienne en sens inverse : C'est que le méridien V est myope de 3 dioptries.

Nous écrivons alors :

Sans verre	{ V de même sens.
	{ H en sens inverse.
Avec + 1 d	H en sens inverse.
Avec + 2 d	H de même sens.
Avec — 3 d	V en sens inverse.

Et nous disons : astigmatisme mixte ; myopie de — 3 d dans le méridien vertical, et hypermétropie de $+ 1\ d$ dans le méridien horizontal.

Ces sept exemples renferment tous les cas qui peuvent se présenter. Nous les avons donnés avec beaucoup de détails pour bien faire comprendre combien ce procédé de la skiascopie est simple, facile et à la portée de tous. Avec lui, point n'est besoin, en somme, de savoir examiner le fond de l'œil ; il suffit de regarder l'ombre passer sur la surface éclairée du fond de l'œil, et de voir si elle marche dans le même sens ou en sens inverse du miroir ; et nous avons vu combien par ce moyen l'emmétropie, l'hypermétropie, la myopie, l'astigmatisme simple, composé ou mixte, se déterminent facilement.

Mais qu'on ne s'y trompe pas : la skiascopie ne nous donne que la réfraction statique de l'œil, et ce serait une erreur de croire qu'elle détermine exactement le numéro des lunettes qui conviennent au sujet que nous avons examiné, surtout dans les cas d'hypermétropie. Si nous avons trouvé, par exemple, une hypermétropie de $+$ 4 dioptries à la skiascopie, cela ne veut pas dire que le sujet acceptera des lunettes de $+$ 4 dioptries. Nous avons, en effet, déterminé l'hypermétropie naturelle, si nous pouvons nous exprimer ainsi, l'hypermétropie inhérente à la construction physique de l'œil, en un mot l'hypermétropie totale de cet œil [1] ; mais sans que

[1] Nous rappelons que l'hypermétropie totale est égale à la somme de : 1° l'hypermétropie manifeste,

son amplitude d'accommodation soit entrée en ligne de compte. Nous avons déterminé, nous le répétons, la réfraction statique de cet œil.

Il importe que ceci soit bien retenu, et qu'on ne demande pas à la skiascopie plus qu'elle ne peut donner. Nous saurons, en somme, avec elle, s'il existe de la myopie, de l'hypermétropie, de l'astigmatisme simple, composé on mixte ; nous connaîtrons la direction des méridiens astigmates ; nous saurons si l'amétropie est forte ou faible ; nous en déterminerons même exactement le degré ; mais seulement au point de vue statique, de

c'est-à-dire celle dont le malade accepte la correction ; 2° l'hypermétropie latente, c'est-à-dire celle qui ne se révèle subjectivement qu'après l'instillation de l'atropine, alors que l'accommodation est annihilée.

l'œil au repos. Ces données nous seront, sans doute, très utiles pour la rapidité ultérieure de la correction des amétropies, pour le choix des lunettes, parce qu'elles nous indiquent si nous pouvons commencer la correction d'emblée par des verres plus ou moins forts ; mais elles ne nous donnent pas complètement le numéro exact des verres correcteurs que nous prescrirons au sujet et qu'il acceptera.

Résumons ce long développement en disant que la kératoscopie ou skiascopie consiste :

1° A voir l'ombre qui se produit sur le fond de l'œil éclairé par un miroir auquel on fait décrire des mouvements parallactiques;

2° A voir dans quel sens se déplace cette ombre par rapport aux mouvements du miroir, dans les méridiens principaux de l'œil observé;

3° A en tirer les déductions suivant le tableau que nous avons donné plus haut ;

4° Enfin, pour déterminer exactement l'amétropie des méridiens principaux, à faire passer successivement devant l'œil des verres sphériques concaves en cas de myopie, convexes en cas d'hypermétropie, en s'arrêtant au premier qui à la skiascopie donne un changement dans le sens primitif de l'ombre. C'est ce verre qui exprime en dioptries le degré de l'amétropie exactement pour la myopie, et qu'il faut diminuer de 1 dioptrie pour l'hypermétropie.

L'épreuve étant faite dans chacun des méridiens principaux, la réfraction statique de l'œil est exactement déterminée.

Dans tout ce qui précède, nous avons eu

surtout en vue les méridiens principaux, vertical et horizontal, et nous avons simplement indiqué les méridiens obliques. Or il arrivera fréquemment qu'en faisant la skiascopie, dans le cas d'astigmatisme composé surtout, il se produira à la vue un jeu d'ombre contradictoire en apparence. Dans ces cas, l'ombre est vue nettement ; mais tantôt elle se déplace dans un sens, tantôt dans l'autre ; ou bien encore il se formera comme deux ombres allant à la rencontre l'une de l'autre. Ce jeu d'ombre est dû à ce que l'axe de l'astigmatisme n'est pas vertical ou horizontal, mais est oblique. Il suffit d'être prévenu du fait, dont on se rend du reste bien vite compte, pour peu que l'on ait pratiqué la skiascopie. Si l'on veut bien, dans ce cas, faire la skiascopie non plus suivant les méridiens horizontal et vertical, mais suivant des méridiens obliques, on verra le jeu normal et régulier de l'ombre se produire comme dans les cas simples, et l'on aura du même coup déterminé l'axe de l'astigmatisme.

La skiascopie nous donnera plus encore. Dans le cas de taies de la cornée, de dépoli simple de sa surface, ou d'inégalités inappréciables à l'œil nu, il se produira, lors du premier examen sans verre, un jeu d'ombre et de lumière en rapport avec ces altérations de la cornée, et nous rappelons à ce propos que c'est ce jeu d'ombre et de lumière qui avait primitivement attiré l'attention de Cuignet et l'a conduit à la découverte de son procédé.

Lorsque ces phénomèmes se produiront, que l'on veuille bien faire l'examen de la cornée à l'éclairage oblique; on constatera la présence de ces lésions que la skiascopie nous a décelées, et l'on pensera à l'astigmatisme irrégulier qui en est souvent la conséquence.

APPLICATION DE LA SKIASCOPIE
A L'EXAMEN DES CONSCRITS

DEUXIÈME PARTIE

Si nous nous sommes bien fait comprendre dans l'exposé qui précède, si les répétitions, voulues du reste, et les longs développements dans lesquels nous sommes entré ont été saisis, il doit en ressortir nettement que ce procédé de la skiascopie doit nous donner un moyen rapide et sûr de déterminer la réfraction des conscrits devant le conseil de revision. C'est la deuxième partie de notre travail.

Mais, avant d'appliquer la skiascopie à cette détermination, il faut connaître exactement les conditions réglementaires d'admission au service armé, de classement dans le service auxiliaire, d'exclusion complète de tout service. Nous allons, pour cela, étudier d'abord les articles de l'*Instruction*, du 17 mars 1890, *sur l'aptitude physique au service militaire*, qui ont trait à la réfraction et à l'acuité visuelle, c'est-à-dire les articles 85, 86, 87, et les n°s 9, 10 et 11 du chapitre IV de l'*Instruction* du 17 mars.

ACUITÉ VISUELLE

Art. 85. — Tout vice ou toute lésion des organes de la vision qui réduit l'acuité visuelle à distance au-dessous de $^1/_2$ pour l'un des yeux, et de $^1/_{10}$ pour l'autre œil ou qui rétrécit le champ visuel binoculaire du côté des tempes de plus de la moitié, entraîne l'exemption, à moins que ce vice ou cette lésion ne puisse être corrigé par des verres.

N° 9 du chap. iv. — Sont compatibles avec le service auxiliaire les opacités de la cornée, les exsudats de la pupille, et toute cause de diminution de l'acuité visuelle entre $\frac{1}{2}$ et $\frac{1}{4}$ de l'un des yeux, à condition que l'acuité de l'autre œil ne soit pas inférieure à $\frac{1}{10}$.

Il résulte de ces articles que :

1° Tout conscrit chez lequel l'acuité visuelle à distance est inférieure à $\frac{1}{2}$ pour l'un des yeux quel qu'il soit, droit ou gauche, et l'acuité du second œil droit ou gauche, inférieure à $\frac{1}{10}$, et ne peut être ramenée par des verres correcteurs sphériques au-dessus de ces chiffres, est impropre au service armé ;

2° Il doit être classé dans le service auxiliaire, si, sans verre correcteur, l'acuité visuelle d'un des yeux, droit ou gauche, est comprise entre $\frac{1}{2}$ et $\frac{1}{4}$, l'acuité de l'autre œil droit ou gauche étant au moins égale à $\frac{1}{10}$;

3° Il doit être déclaré impropre à tout service et exempté, si son acuité visuelle est inférieure à $^1/_4$ pour un œil, et $^1/_{10}$ pour l'autre.

MYOPIE

Art. 86. — La myopie entraîne l'exemption
et la réforme :

1° Quand elle est supérieure à 4 dioptries ;

2° Quand l'acuité visuelle n'est pas ramenée, par des verres correcteurs, au moins à
$^1/_2$ pour un œil, et $^1/_{10}$ pour l'autre ;

3° Quand les altérations de la choroïde sont
assez étendues et assez prononcées pour indiquer une myopie progressive ;

4° Quand il existe une asthénopie musculaire
prononcée, ou un strabisme divergent accom-

pagnés d'une diminution de l'acuité visuelle dans les limites précitées.

N° 10 DU CHAP. IV. — Est compatible avec le service auxiliaire :

La myopie de 4 à 7 dioptries, à condition que l'acuité soit ramenée par les verres correcteurs au moins à $^1/_2$ pour l'un des yeux, et qu'il n'y ait pas de lésions choroïdiennes étendues.

En ne considérant que ce qui a trait à la réfraction qui nous occupe seule, il résulte de ce qui précède que, devant le conseil de revision :

1° Tout conscrit ayant une myopie supérieure à 4 dioptries est impropre au service armé ;

2° Tout conscrit ayant une myopie de 4 à 7 dioptries doit être classé dans le service auxiliaire, à la condition toutefois que son acuité visuelle soit ramenée par des verres correcteurs sphériques au moins à $1/2$ pour un œil, quel qu'il soit, droit ou gauche ;

3° Tout conscrit ayant une myopie supérieure à 7 dioptries est impropre à tout service ;

4° Tout conscrit ayant une myopie inférieure à 4 dioptries, mais chez lequel l'acuité visuelle n'est pas ramenée par des verres correcteurs à $1/2$ pour l'un quelconque des yeux est impropre à tout service.

HYPERMÉTROPIE. — ASTIGMATISME ANISOMÉTROPIE

Art. 87. — L'hypermétropie, l'astigmatisme et l'anisométropie entraînent l'exemption et la réforme lorsqu'elles déterminent un abaissement de l'acuité visuelle à distance au-dessous des limites fixées pour chacun des yeux.

N° 11 DU CHAP. IV. — Sont compatibles avec le service auxiliaire :

L'hypermétropie, l'astigmatisme et l'anisométropie jusqu'à 4 dioptries, à condition que l'acuité soit ramenée au moins à $^{1}/_{2}$ par les verres correcteurs pour l'un des deux yeux :

Il en résulte que :

1° Tout conscrit atteint d'hypermétropie ou d'astigmatisme ou d'anisométropie, chez lequel l'acuité visuelle à distance est inférieure à $^1/_2$ pour un œil, et $^1/_{10}$ pour l'autre, est impropre au service armé ;

2° Il doit être classé dans le service auxiliaire si le vice de réfraction n'est pas supérieur à 4 dioptries, et qu'en même temps l'acuité visuelle soit ramenée par des verres correcteurs au moins à $^1/_2$ pour l'un des yeux, quel qu'il soit, droit ou gauche ;

3° Il doit être déclaré impropre à tout service si le vice de réfraction est supérieur à 4 dioptries. .

Maintenant que nous connaissons toutes les données réglementaires, voyons quelle marche nous conseillons de suivre pour l'examen de la réfraction des conscrits au conseil de revision, et comment nous employons la skiascopie.

ACUITÉ VISUELLE

Notre premier soin doit être de mesurer l'acuité visuelle séparément pour chacun des yeux.

Chacun sait que l'acuité visuelle se mesure en faisant lire au sujet à une distance déterminée en mètres les caractères d'une échelle optométrique, soit celle de Perrin, soit celle de Galezowski, soit celle de Snellen ou toute autre. La grandeur des caractères dans toutes les échelles métriques a été exactement calculée pour que chaque groupe de lettres soit vu nettement à une distance déterminée en mètres par un œil emmétrope ayant une acuité normale ; c'est dire qu'à une distance définie en mètres correspondent des caractères d'une grandeur définie pour cette distance, et dont le numéro est celui de la distance exprimée en mètres à laquelle ils doivent être vus nettement. Ainsi les caractères n° 1 doivent être vus nettement à 1 mètre de distance ; les caractères n° 2, à 2 mètres : les caractères n° 5, n° 10, n° 20, respectivement, à 5 mètres, à 10 mètres, à 20 mètres, et ainsi de suite.

On exprime généralement l'acuité visuelle par la formule $S = \dfrac{D}{N}$, dans laquelle S représente l'acuité visuelle ; D, la distance exprimée en mètres à laquelle est placé le sujet ; et N, le numéro des derniers caractères vus nettement.

Si à 5 mètres, distance à laquelle on place habituellement le sujet, l'œil droit lit nettement les caractères n° 5, nous disons que l'acuité de cet OD est $^5/_5$.

Si, à 5 mètres, cet OD ne peut lire au plus que les caractères n° 10, son acuité est $^5/_{10}$.

De même encore, si à 5 mètres cet OD ne peut lire au plus que les caractères n° 6, son acuité est $^5/_6$.

Ces trois fractions $^5/_5$, $^5/_{10}$, $^5/_6$, veulent dire en langue ordinaire : que dans le premier cas, $^5/_5$, l'œil OD voit nettement à 5 mètres les caractères qui doivent être vus nettement à 5 mètres, par un œil ayant une acuité visuelle normale $^1/_4$; ou bien encore que son acuité est égale aux $^5/_5$ de l'acuité normale $^1/_4$. Elle est égale, en somme, à $^1/_4$, car $^5/_5$, c'est $^1/_4$;

Que, dans le second cas, $^5/_{10}$, OD voit nettement à 5 mètres les caractères qui doivent être vus nettement à 10 mètres par un œil ayant une acuité visuelle normale $^1/_4$, ou bien encore, que son acuité est égale aux $^5/_{10}$ de l'acuité normale $^1/_4$. Elle est égale en somme à $^1/_2$, car $^5/_{10}$, c'est $^1/_2$;

Que, dans le troisième cas, $^5/_6$, OD voit nettement à 5 mètres les caractères qui doivent être vus nettement à 6 mètres par un œil ayant une acuité visuelle normale $^1/_1$; ou bien encore que son acuité est égale aux $^5/_6$ de l'acuité normale $^1/_1$.

Cette détermination de l'acuité visuelle se fait très facilement et très vite pour chacun des yeux.

Il est bon, toutefois, pour éviter toute erreur, de faire ouvrir les deux yeux en même temps au sujet, et pour cela de disposer en coquille la main qui masque l'œil que l'on n'examine pas, de telle façon que cet œil soit grand ouvert, mais ne puisse voir devant lui.

Il est également une bonne précaution à prendre, surtout dans le cas de diminution notable de l'acuité visuelle: c'est de se contrôler soi-même en contrôlant le dire de son sujet. Il suffit, pour cela, de rapprocher et d'éloigner le sujet à une distance connue et de recommencer l'épreuve.

Exemple : Un sujet a une acuité égale à $^2/_6$ pour OD ; cela veut dire qu'il voit à 2 mètres les caractères qu'il devrait voir à 6 mètres, s'il était emmétrope.

L'acuité de cet OD est donc $^1/_3$, et, si nous le rapprochons à 1 mètre, il devra à 1 mètre voir les caractères n° 3.

De même, si nous l'éloignons à 6 mètres, il devra voir les caractères n° 18, car les rapports $^2/_6$, $^1/_3$, et $^6/_{18}$ sont toujours les mêmes. Si donc, en variant les distances, nous obtenons toujours les mêmes rapports, c'est que notre détermination est bonne, et qu'il n'y a pas supercherie.

Nous signalons ce petit moyen de contrôle

car il nous a été donné plusieurs fois d'avoir à nous en servir ; et son application est tellement simple qu'il suffit de l'indiquer.

Cette épreuve de l'acuité visuelle peut, à la rigueur, dans bien des cas, nous dispenser d'aller plus loin, car si, ainsi que nous l'avons vu plus haut, l'acuité visuelle sans verre est supérieure à $^1/_2$ pour un œil, et $^1/_{10}$ pour l'autre, le sujet est apte au service armé.

Si l'acuité est inférieure à ces chiffres, il faut s'assurer qu'elle peut être corrigée par des verres, et pour cela le disque optométrique de Perrin, que tous les bureaux de recrutement possèdent, est très commode. Il suffit de faire passer devant chacun des yeux la série des verres positifs et négatifs, et de voir s'il en est un qui améliore la vision.

Si avec un verre correcteur l'acuité visuelle est devenue supérieure à $1/2$ pour un œil, et $1/10$ pour l'autre, le sujet est apte au service armé ; si elle est seulement devenue supérieure ou est au moins égale à $1/4$ pour un œil, et $1/10$ pour l'autre, le sujet doit être classé dans le service auxiliaire.

Quand le sujet est de bonne foi, tout va bien ; mais au conseil de revision, c'est ordinairement le contraire qui se présente, et le conscrit exagère presque toujours son amétropie.

C'est ici justement que la skiascopie va nous prêter un concours utile en nous décelant le moindre vice de réfraction, et en même temps la supercherie de notre conscrit. Que si, en effet, les résultats de la skiascopie n'indiquent pas un vice de réfraction en rapport avec la diminution de l'acuité visuelle constatée, il y a toute probabilité pour que notre homme ait cherché à nous induire en erreur, ou bien il y a une altération des milieux transparents ou une lésion du fond de l'œil.

Skiascopie. — L'examen de l'acuité visuelle nous a donné une acuité inférieure à $1/2$ pour un œil et $1/10$ pour l'autre. Nous mettons alors notre sujet dans une chambre noire, et, nous plaçant dans les conditions d'éclairage, de distance, de position du sujet que nous avons longuement développées dans la première partie de ce travail, nous faisons sans verre une première épreuve skiascopique avec le miroir concave de notre ophtalmoscope.

Trois cas se présenteront:

1° Sans verre, V et H sont de même sens que le miroir ;

2° Sans verre, V et H sont en sens inverse du miroir ;

3° Sans verre, V et H sont l'un de même sens, l'autre en sens inverse du miroir ;

Nous savons que cela veut dire que :

Dans le premier cas, les deux méridiens V et H sont myopes ;

Dans le second cas, les deux méridiens V et H sont ou emmétropes ou hypermétropes ;

Dans le troisième cas, un méridien est myope et l'autre emmétrope ou hypermétrope.

Premier Cas. — Myopie

Sans verre $\left.\begin{array}{c} V \\ H \end{array}\right\}$ de même sens.

Si nous voulions faire la détermination

exacte de la myopie de chaque méridien, nous devrions faire passer devant l'œil la série des verres concaves, et nous arrêter au premier verre qui, dans chaque méridien, produit le changement dans le sens de l'ombre. Mais, au conseil de revision, nous n'avons pas à déterminer exactement l'amétropie, il nous suffit de voir : 1° si cette myopie est supérieure ou inférieure à 4 dioptries ; 2° dans le cas où elle est supérieure à 4 dioptries, si elle est supérieure ou inférieure à 7 dioptries.

Pour savoir si la myopie est inférieure ou supérieure à 4 dioptries, nous faisons passer devant chacun des yeux du sujet un verre sphérique — 4 dioptries, et recommençons l'épreuve skiascopique. Comme toujours, trois cas se présentent alors.

1° Avec — 4 d, V et H sont encore de même sens que le miroir : cela veut dire que la myopie est supérieure à 4 dioptries. Le sujet est impropre au service armé ;

2° Avec — 4 d, V et H sont en sens inverse du miroir : cela veut dire que la myopie est inférieure à 4 dioptries. Le sujet est, de par sa réfraction, apte au service armé, à moins toutefois que la mesure de l'acuité visuelle avec verres correcteurs ne soit insuffisante.

S'assurer alors s'il n'y a pas de trouble dans les milieux réfringents, ou de lésion du fond de l'œil ;

3° Avec — 4 d, un des méridiens, V par exemple, est encore de même sens que le miroir ; mais l'autre, H, est maintenant en sens inverse. Cela veut dire qu'il existe un astigmatisme myopique composé, et dans ce cas c'est la mesure de l'acuité visuelle avec verres correcteurs sphériques qui donnera la solution.

Si nous voulons savoir si la myopie est supérieure à 7 dioptries, nous faisons passer devant chacun des yeux un verre de — 7 dioptries, et nous recommençons l'épreuve skiascopique. Comme tout à l'heure, trois cas se présenteront :

1° Avec — 7 d, V et H sont encore de même sens que le miroir. Nous concluons : myopie supérieure à 7 dioptries ; le sujet est impropre à tout service ;

2° Avec — 7 d, V et H sont maintenant tous deux en sens inverse du miroir. Nous concluons : myopie inférieure à 7 dioptries ; le sujet doit être classé dans le service auxiliaire, pourvu toutefois que l'acuité visuelle soit améliorée pour les verres correcteurs dans les limites voulues ;

3° Avec — 7 d, un des méridiens, V par exemple, est encore de même sens, tandis que l'autre, H, est maintenant en sens inverse. Nous concluons : astigmatisme myopique composé, et c'est la mesure de l'acuité visuelle qui donnera la solution.

En résumé, nous avons fait :

Une première épreuve skiascopique sans verre ;

Une deuxième épreuve skiascopique avec — 4 d ;

Une troisième épreuve skiascopique avec — 7 d.

Total, trois opérations au plus, qui nous ont donné immédiatement la solution, et en moins de temps qu'il n'en faut pour les décrire, car chaque épreuve ne demande en somme que deux coups de miroir.

Deuxième Cas. — Hypermétropie

Sans verre $\left.\begin{array}{l} V \\ H \end{array}\right\}$ en sens inverse.

Nous savons que, sans verre, V et H étant en sens inverse, nous avons affaire à de l'emmétropie ou à de l'hypermétropie, et que, pour différencier ces deux états il suffit de faire passer devant chaque œil le verre $+$ 1 d, convexe. Faisons donc cette seconde épreuve. Nous aurons toujours un des trois cas suivants :

1° Avec + 1 *d*, V et H sont maintenant de même sens que le miroir : c'est que tous deux sont emmétropes ;

2° Avec + 1 *d*, V et H sont encore en sens inverse du miroir. C'est que tous deux sont sûrement hypermétropes ;

3° Avec + 1 *d* V et H sont l'un, V par exemple, encore en sens inverse du miroir, tandis que l'autre, H, est maintenant de même sens que le miroir : c'est que V est hypermétrope, tandis que H est emmétrope. Il y a donc là un astigmatisme hypermétropique simple du méridien V.

Cette simple épreuve nous a, comme on le voit, permis de constater sûrement l'existence de l'hypermétropie.

Si nous voulions en déterminer exactement

la mesure, nous n'aurions qu'à faire passer devant chaque œil la série des verres positifs, et à nous arrêter à celui qui, le premier, produirait le changement dans la marche de l'ombre. Le numéro de ce verre diminué de 1 d nous donnerait le chiffre exact de l'hypermétropie. Mais au conseil de revision, nous le répétons, nous n'avons pas à faire cette mensuration. Il suffit, en effet, de constater l'existence de l'hypermétropie, et nous avons vu que, d'après l'article 87 de l'*Instruction* du 17 mars, c'est la mesure de l'acuité visuelle qui règle la solution à intervenir.

Nous devons cependant savoir encore si l'hypermétropie est supérieure à 4 dioptries pour l'application du n° 11 du chapitre IV de l'*Instruction*.

Faisons, pour cela, passer devant chacun des yeux le verre sphérique $+$ 5 d, et procédons à une nouvelle épreuve skiascopique. Nous trouverons un des trois résultats suivants :

Avec $+$ 5 d, V et H sont encore en sens inverse du miroir : c'est que l'hypermétropie est supérieure à 4 dioptries (5 d — 1 d). Le sujet est impropre à tout service ;

Avec $+$ 5 d, V et H sont maintenant de même sens que le miroir : c'est que l'hypermétropie est inférieure à 4 dioptries. Le sujet doit être classé dans le service auxiliaire, si son acuité visuelle est suffisante ;

Avec $+$ 5 d, V et H sont maintenant l'un de même sens, l'autre encore en sens inverse du miroir. C'est qu'il y a un astigmatisme hypermétropique composé. Dans ce cas, l'acuité visuelle indique la décision à prendre.

En résumé, pour l'hypermétropie nous avons fait :

Une première épreuve skiascopique sans verre ;

Une deuxième épreuve skiascopique avec + 1 dioptrie ;

Une troisième épreuve skiascopique avec + 5 dioptries.

Total, comme pour la myopie, au plus trois opérations rapides qui nous ont résolu tous nos problèmes.

Troisième Cas. — Astigmatisme

Sans verre, V et H sont l'un de même sens et l'autre
en sens inverse du miroir.

Dans nos deux premiers cas, nous avons
trouvé l'astigmatisme myopique composé,
l'astigmatisme hypermétropique simple et
l'astigmatisme hypermétropique composé.
Dans ce troisième cas, nous allons trouver
l'astigmatisme myopique simple et l'astigmatisme mixte. Ces différents états de la réfraction nous seront donnés tout aussi aisément
par la skiascopie.

En effet, si un des méridiens, V par exemple,
est de même sens que le miroir, alors que le
méridien H est en sens inverse, c'est que V
est myope et que H est emmétrope ou hypermétrope.

Avec $+ 1\ d$ nous allons définir le méridien H.

Si avec $+ 1\ d$ H est devenu de même sens, c'est qu'il est emmétrope, et nous avons affaire à un astigmatisme myopique simple.

Si avec $+ 1\ d$ H est encore en sens inverse, c'est que ce méridien H est hypermétrope, et nous avons affaire à un astigmatisme mixte.

Dans ces deux cas (art. 87), c'est la mesure de l'acuité visuelle qui nous dira si le conscrit est apte au service armé ou doit être classé dans le service auxiliaire.

Mais nous devons encore faire une épreuve avec le verre — 4 dioptries, et une autre avec le verre $+ 5$ dioptries pour l'application du n° 11 du chapitre IV de l'*Instruction* du 17 mars, et, si nous trouvons une amétropie supérieure à 4 dioptries, déclarer le sujet impropre à tout service.

En résumé, pour ces cas nous auront fait :

Une première épreuve skiascopique sans verre ;

Une deuxième épreuve skiascopique avec $+ 1\, d$;

Une troisième épreuve skiascopique avec $+ 5\, d$;

Une quatrième épreuve skiascopique avec $- 4\, d$.

Ainsi donc trois ou, au plus, quatre épreuves skiascopiques nous suffiront au conseil de revision pour déterminer l'état de la réfraction de nos conscrits, et ces épreuves demandent beaucoup moins de temps qu'il n'en faut pour les décrire.

Le tableau synoptique suivant résume toute cette longue exposition. Il donne tous les résultats que l'on obtiendra, et sera, nous le pensons, facile à lire.

Nous rappelons que V veut dire méridien vertical ; H, méridien horizontal ; que de même sens signifie ombre marchant dans le même sens que le miroir ; en sens inverse, ombre marchant en sens inverse du miroir ; enfin que les résultats indiqués sont ceux que l'on obtient avec le miroir concave de tous les ophtalmoscopes.

SANS VERRE

PREMIER CAS

—

$\left.\begin{array}{l}V \\ H\end{array}\right\}$ de même sens $=$ Myopie.

Avec $-4\,d$
$\left\{\begin{array}{l}\left.\begin{array}{l}V \\ H\end{array}\right\}\ \text{de même sens} = \text{Myopie supérieure}\ \text{à 4 dioptries.} \\ \left.\begin{array}{l}V\ \text{de même sens} \\ H\ \text{en sens inverse}\end{array}\right\}\ \text{Astigmatisme myo-pique composé.} \\ \left.\begin{array}{l}V \\ H\end{array}\right\}\ \text{en sens inverse} = \text{Myopie inférieure}\ \text{à 4 dioptries.}\end{array}\right.$

Avec $-7\,d$
$\left\{\begin{array}{l}\left.\begin{array}{l}V \\ H\end{array}\right\}\ \text{de même sens} = \text{Myopie supérieure}\ \text{à 7 dioptries.} \\ \left.\begin{array}{l}V\ \text{de même sens} \\ H\ \text{en sens inverse}\end{array}\right\}\ \text{Astigmatisme myo-pique composé.} \\ \left.\begin{array}{l}V \\ H\end{array}\right\}\ \text{en sens inverse} = \text{Myopie inférieure}\ \text{à 7 dioptries.}\end{array}\right.$

SANS VERRE

DEUXIÈME CAS

—

V }
  } en sens inverse { Emmétropie ou hypermétropie
H }

Avec + 1 d {

    V } de même sens = Emmétropie.
    H }

    V } en sens inverse = Hypermétropie.
    H }

    V de même sens } Astigmatisme hyper-métropique simple.
    H en sens inverse }

Avec + 5 d {

    V } en sens inverse = Hypermétropie sup. à 4 diopt.
    H }

    V } de même sens = Hypermétropie inf. à 4 diopt.
    H }

    V de même sens } Astigmatisme hyper-métropique composé.
    H en sens inverse }

SANS VERRE

TROISIÈME CAS

—

V de même sens = Myopie.

Avec + 1 d
{ V ne bouge pas et est tou- jours de même sens. / H de même sens. } Astigmatisme myopique simple.
{ V ne bouge pas et est tou- jours de même sens. / H en sens inverse. } Astigmatisme mixte.

H en sens inverse { Emmétropie ou hypermétropie

Avec + 4 d
{ V de même sens = } Myopie supérieure à 4 dioptries.
{ V en sens inverse = } Myopie inférieure à 4 dioptries.

Avec + 5 d
{ H en sens inverse = } Hypermétropie su- périeure à 4 diopt.
{ H de même sens = } Hypermétropie infé- rieure à 4 diopt.

Ainsi donc la skiascopie nous a donné en quelques coups de miroir tous les renseignements nécessaires pour nous prononcer : myopie, hypermétropie, astigmatisme simple, composé ou mixte ont été mis en évidence, ont été, nous dirons, vus, sans rien demander au sujet, et déterminés d'une façon précise par cette méthode objective qui a pour elle le grand mérite de la rapidité et de la sûreté dans l'examen. Bien plus, quiconque voudra l'employer constatera bien vite avec elle la moindre inégalité, le moindre défaut dans la transparence de la cornée, par le jeu d'ombres et d'éclats lumineux qui se produit alors, jeu d'ombres et d'éclats lumineux qui avait attiré, comme nous l'avons dit, l'attention de Cuignet. C'est donc là une méthode précieuse, surtout

pour les médecins militaires qui doivent opérer vite et sûrement.

Or que faut-il, en somme, pour faire la
skiascopie, et déterminer la réfraction des
conscrits devant le conseil de revision ? Il faut :

Un miroir concave ;

Des verres sphériques — 4 dioptries et
— 7 dioptries pour la myopie ;

Des verres sphériques $+$ 1 dioptrie et
$+$ 5 dioptries pour l'hypermétropie.

Or nous avons toute cette instrumentation à
notre disposition, puisque tous les bureaux de
recrutement sont munis d'un ophtalmoscope
et d'un disque optométrique de Perrin.

Nous sommes certain que ceux de nos
camarades qui voudront faire quelques essais,
en suivant exactement tous les détails que

nous avons longuement exposés, seront, en quelques séances, assez familiarisés avec le procédé de la skiascopie pour pouvoir faire sûrement leurs examens, et se prononcer en connaissance de cause dans tous les cas qu'ils rencontreront.

Nous en avons, du reste, fait plusieurs fois l'expérience. Nous avons pris des étudiants en médecine qui n'avaient jamais vu un fond d'œil, jamais manié un ophtalmoscope, et, en quelques leçons, ils étaient absolument à même de se prononcer. Or ce que nous avons obtenu de ces jeunes gens pour lesquels l'éclairage du fond de l'œil était une grosse difficulté, nul doute que les médecins militaires qui ont tous plus ou moins fait de l'ophtal-moscope ne l'obtiennent bien facilement.

C'est cette conviction qui, jointe au désir d'être utile à quelques-uns, nous a poussé à attirer l'attention de nos camarades de l'armée sur le procédé si facile, si commode et si sûr de la skiascopie.

TABLE DES MATIÈRES

Introduction.   v

Historique   11

Position du sujet   17

Direction du regard de l'œil observé.   21

Éclairage du fond de l'œil.   23

Pratique de la skiascopie   24

Tableaux des résultats.   34

   1er exemple. — Myopie simple.   39

   2e exemple. — Hypermétropie simple.   41

   3e exemple. — Astigmatisme myopique composé.   43

   4e exemple. —   —   myopique simple .   45

   5e exemple. —   —   hypermétropique composé. . . .   47

   6e exemple. —   —   hypermétropique simple   49

   7e exemple. —   —   mixte.   51

Application à l'examen des conscrits.   61

Mesure de l'acuité visuelle.   71

Application de la skiascopie à la myopie.   80

   —   —   à l'hypermétropie . .   85

   —   —   à l'astigmatisme . . .   90

Tableaux récapitulatifs. . . . .   94 et suiv.

FERRET (D^r), ancien médecin-adjoint de la Clinique ophtalmologique des Quinze-Vingts. — **Traité du glaucome.** Deuxième édition. In-8 de 230 pages...................... 5 fr.
Sur hollande......................... 10 fr.

— **De l'ophtalmie granuleuse.** Deuxième édition. In-8 de 150 pages............... 2 fr. 50

L'auteur qui a étudié l'ophtalmie granuleuse, dans un de ses principaux centres d'endémicité, l'Algérie, montre que c'est une affection toujours chronique d'emblée et non contagieuse.

Il met en relief ce fait, que cette affection ne se développe que chez les sujets lymphatiques, et qu'elle a toujours pour cause le séjour habituel dans une atmosphère dont le contact présente une action irritante pour la conjonctive.

De cette pathogénie bien établie, découlent les principes qui doivent guider la thérapeutique, et qui consistent à soustraire le sujet à l'influence des causes morbides, et à agir, en même temps, sur son état général lymphatique.

L'auteur s'efforce de mettre le praticien en garde contre les inconvénients d'une thérapeutique locale trop active et tendant à détruire les tissus qui sont le siège des granulations : thérapeutique qui a pour résultat d'aggraver les lésions sclérotiques cicatricielles de la conjonctive, qui sont l'aboutissant naturel du processus morbide.

FERRET. — **La myopie,** sa pathologie, son traitement. In-8 de 95 pages........... 3 fr.

— **De la cataracte** corticale vulgaire, dite cataracte spontanée ou sénile. Historique, causes, prophylaxie et traitement médical. In-8 de 132 pages .... 5 fr.

Après avoir insisté sur ce fait que la myopie n'est pas congénitale, mais est toujours le résultat d'une cause bien déterminée, qui est le rapprochement exagéré des objets sur lesquels s'exerce la vision binoculaire de près, l'auteur expose le mécanisme par lequel ce rapprochement exagéré amène l'allongement de l'axe antéro-postérieur de l'œil, qui est le substratum anatomique de la myopie.

Puis, il met en relief les particularités individuelles qui font que tel sujet sera plus exposé que tel autre à devenir myope, et qui consiste dans le degré de l'écartement interoculaire.

De ces notions pathogéniques précises, découle l'indication des moyens prophylactiques et thérapeutiques capables d'enrayer le développement de cette infirmité, qui, par le grand développement qu'elle prend de plus en plus, devient une véritable calamité sociale.

TROUSSEAU (Dr A.), médecin de la Clinique Nationale des Quinze-Vingts. — **Guide pratique pour le choix des lunettes.** In-8 raisin de 80 pages environ.......... 1 fr. 50

Quelques pages d'une utilité pratique incontestable. Les considérations théoriques et les calculs en sont soigneusement écartés, ce qui en rend la lecture singulièrement facile. En quelques lignes l'auteur étudie les différents vices de la réfraction et nous indique les moyens d'y remédier. Style clair, précis et à la portée de tous, aussi utile aux gens du monde qu'au médecin.

— Travaux d'ophtalmologie. Conjonctivite, iris, maladies générales, chirurgie oculaire. Renferme tous les renseignements les plus nouveaux sur les maladies des yeux. Bel in-8...... 3 fr.

LEGROS (le commandant V.). — **Eléments de photogrammétrie.** Applications élémentaires de la photographie à l'architecture, à la topographie, aux observations scientifiques et aux opérations militaires. In-18 de 280 pages, orné de 50 figures environ.................... 5 fr.

Ouvrage honoré d'une souscription de MM. les Ministres de l'Instruction publique et de la Guerre.

SOCIÉTÉ D'ÉDITIONS SCIENTIFIQUES
4, RUE ANTOINE-DUBOIS, PARIS

M. le commandant V. Legros a voulu, par la publication de ce traité, combler une lacune entre les manuels de perspective répandus dans les écoles à l'usage de dessinateurs ne possédant qu'une instruction peu développée, et les grands ouvrages scientifiques dans lesquels est exposé l'enseignement de nos écoles spéciales supérieures. Il a voulu détruire aussi ce préjugé généralement répandu que, pour arriver à des résultats, il est indispensable de posséder des instruments très dispendieux et d'une organisation tellement spéciale qu'ils deviennent impropres à tout autre objet. Le volume avec ses 280 pages, divisé en sept chapitres, donne toutes les définitions et généralités nécessaires ; les moyens de reconstituer des objets figurant sur une perspective ; la manière de résoudre les problèmes généraux de la perspective et de la photogrammétrie ; la méthode des intersections ; l'application aux recherches expérimentales de la station physiologique ; enfin les conditions du *résidu* en photogrammétrie.

(Revue maritime et coloniale.)

— L'aristotypie. Un volume illustré d'une épreuve aristotypique de M. LIESEGANG........... **2 fr.**

Parmi les procédés de tirage des photocopies positives, s'il en est un qui mérite de détourner les amateurs du classique et banal papier albuminé, c'est bien le procédé aristotypique.

Ce procédé a été décrit à l'étranger dans plusieurs ouvrages très sérieux. En France, c'est à peine s'il trouve quelque petite place dans les traités généraux les plus complets.

M. le commandant LEGROS, le savant bien connu, l'amateur qui depuis longtemps a consacré son savoir et son habileté à l'étude des questions photographiques les plus délicates, a consenti à publier les conquêtes de ses travaux et de sa longue expérience de l'aristotypie.

L'amateur, même à ses débuts, sera émerveillé des résultats, et le procédé aristotypique, éclairé pas ce guide si sûr, sera bientôt le favori de tous.

BINGER (Capitaine). — Esclavage, islamisme et christianisme. In-8 de 112 pages. **2 fr. 50**

Sous ce titre, le vaillant explorateur africain, qui vient de donner à la France un pays trois fois grand comme la mère patrie, publie un ouvrage extrêmement intéressant, dont nous détachons les lignes suivantes qui font frémir :

« Les esclaves sont nus et soumis à toutes les intempéries, ils marchent en général en file indienne, les uns derrière les autres, retenus par une même corde qui leur passe autour du cou. Les enfants sont ou portés par leur mère, ou bien ils suivent péniblement à pied ; quelles souffrances ils endurent, personne ne le saura jamais. On leur fait faire à pied des étapes de 30 à 40 kilomètres sous un soleil de feu, dans un pays que la guerre vient de dévaster ; une poignée de sorgho ou de maïs constitue leur nourriture, juste de quoi ne pas mourir. Pendant la nuit, ces malheureux sont en général entravés avec la barre de fer ; ceux-là seuls qui n'ont plus la force de se traîner sont laissés libres ou enfermés pêle-mêle dans une case délabrée et sans feu.

« En route, il n'est pas rare de voir les marchands abuser des femmes esclaves qui sont encore valides, quelquefois même ils vont jusqu'à les prêter à d'autres, moyennant une légère rétribution.

BOULANGIER (Edgar). — **Voyage en Sibérie.** Le chemin de fer Transsibérien. (Convient pour les distributions de prix et revues, etc.) Ouvrage honoré de la souscription du ministère de l'Instruction publique. 1 magnifique vol. in-8 jésus de 400 pages, avec 100 gravures sur bois, cartes et plans. Broché.............. 7 fr. 50

Relié......................... 10 fr.

Relié sur Japon des manufactures impériales........................ 20 fr.

Donner une idée nette, exacte de la situation actuelle, des ressources et de l'avenir de la Sibérie méridionale ; montrer quels immenses espaces, situés sous un climat très sain, sont encore en friche, attendant des hommes de bonne volonté ; dire enfin ce que peut être, et ce que sera ce chemin de fer Transsibérien, dont l'exécution ne peut plus être mise en doute, puisqu'elle est confiée au créateur du Transcaspien, le général Annenkoff, tel est le but que l'auteur de ce volume, l'ingénieur distingué dont le nom est devenu familier aux hommes que l'Asie intéresse, s'est proposé avant tout.

Il n'est besoin d'insister sur le caractère tout actuel, la valeur et l'intérêt d'un semblable travail ; mais, ce qu'il faut ajouter, c'est que cet intérêt est singulièrement augmenté par les illustrations qui mettent sous les yeux les paysages, les types, les mœurs, les costumes, les monuments et les industries de la contrée, ainsi que les cartes qui donnent le tracé des voies de communication existantes et à créer.

BOULANGIER (Commandant). — **Nouvelle méthode de cartographie** et les origines de la Méditerranée. Ouvrage orné de nombreuses gravures et plans. In-8 de 220 pages.... **10 fr.**

Il est permis de croire que la géographie ne restera pas indéfiniment en tutelle, qu'elle ne demeurera pas toujours sous la dépendance d'une science plus jeune qu'elle de beaucoup. Rien ne l'empêche de remonter elle-même à l'origine des accidents terrestres. Elle le peut par ses propres moyens. Elle a précisément en main les matériaux les plus utiles pour cette recherche, c'est-à-dire ces mêmes cartes qu'elle dresse, étudie et décrit. Leur description ne saurait donc lui suffire ; elle devra aussi les interpréter. Description et explication devront marcher de front, pour être l'une complète et néanmoins brève, l'autre utile, bien que théorique.

LETULLE (Dr). — **Guide pratique des Sciences médicales,** publié sous la direction scientifique du Dr LETULLE, professeur agrégé à la Faculté de médecine de Paris, médecin des Hôpitaux. Encyclopédie de poche pour le praticien. Ouvrage in-18 de 1,500 pages, cartonné à l'anglaise .... **12 fr.**

Nous ne saurions mieux faire pour éclairer le praticien sur la valeur de notre Guide pratique que de reproduire textuellement l'article paru dans le *Bulletin général de thérapeutique,* dirigé par le Dr DUJARDIN-BEAUMETZ, membre de l'Académie de médecine.

Voici ce qui a été dit de notre encyclopédie de poche :

C'est un véritable chef-d'œuvre que ce *Guide pratique des sciences médicales* qui vient de paraître, car on trouve réuni dans ce petit

volume tout ce qui a trait à la médecine, à la chirurgie, à l'obsté-
trique. Rien n'est omis : maladies cutanées, électricité médicale, odontologie, analyse des urines, toxicologie, tout est traité, et c'est un
véritable tour de force, de la part des auteurs, d'avoir réussi à con-
denser ainsi toutes les connaissances indispensables de l'art médical.

On est surpris, en lisant cet ouvrage, de voir résumés en quelques
lignes les symptômes, les complications, le diagnostic et le traitement
de chaque maladie ; les détails les plus minutieux y ont trouvé place.

La partie thérapeutique est des plus soignées, et, outre les para-
graphes spéciaux consacrés au traitement à la fin de la description de
toutes les affections, il existe quatre formulaires : 1° un formulaire
général extrêmement bien fait ; 2° un formulaire spécial pour les maladies de la peau, renfermant les principales formules des maîtres en
dermatologie ; 3° un formulaire spécial pour les maladies des nouveau-
nés et des enfants ; 4° un formulaire spécial d'odontologie.

Ce qui caractérise essentiellement ce manuel, c'est que, conçu et
exécuté par des jeunes, il est absolument pratique et tout à fait au
courant des idées les plus modernes. Aussi est-il appelé, à notre avis,
à un grand et légitime succès ; en effet, tout médecin voudra le posséder et sera, comme nous, charmé de trouver réunis dans le même
volume tant de documents.

Il nous reste, en terminant, à féliciter chaudement les auteurs et
la Société d'éditions scientifiques d'avoir si heureusement mené à bien
la tâche difficile qu'ils s'étaient tracée ; ils ont voulu faire œuvre utile,
et ils ont grandement réussi.

N. B. — Le **Guide pratique des Sciences médicales**
formant un beau volume cartonné de 1.500 pages est expédié franco
contre un mandat-poste de 12 francs, adressé à M. le Directeur de la
Société d'Éditions Scientifiques, 4, rue Antoine-Dubois.

MM. les Médecins qui ont acheté le volume de 1891 sont priés
de nous demander le supplément pour 1892 dont le prix est de
cinq francs. Ceux qui au contraire n'ont encore acheté aucun volume
ont à adresser *dix-sept francs* pour recevoir les deux au complet,
c'est-à-dire l'année 1892 et son supplément.

Ce livre remplace avantageusement tous les vade-mecum ou bibliothèques médicales qui dispersent en plusieurs volumes des connais-sances parfaitement condensées en lui *seul.*

Tours. — Imprimerie Deslis Frères, rue Gambetta, 6.